SUR LA CHRONIQUE DE

BERNAL DIAZ DEL CASTILLO

COMPAGNON D'ARMES DE FERNAND CORTÈS

LES

SYPHILITIQUES

DE LA

CAMPAGNE DE FERNAND CORTÈS

PAR D. JOURDANET

Docteur en médecine

PARIS

G. MASSON, ÉDITEUR

LIBRAIRE DE L'ACADÉMIE DE MÉDECINE

Boulevard Saint-Germain, en face de l'École de Médecine

M DCCC LXXVII

ÉTUDES MÉDICALES

SUR LA CHRONIQUE

DE

BERNAL DIAZ DEL CASTILLO

COMPAGNON D'ARMES DE FERNAND CORTÈS

INTRODUCTION

Cette étude provient d'une traduction laborieuse et difficile que je viens de faire d'une chronique espagnole du seizième siècle, écrite par Bernal Diaz del Castillo, soldat de l'expédition célèbre de Fernand Cortès. En me livrant à ce travail, qui paraît s'écarter des habitudes professionnelles d'un médecin, je ne suis pas sorti du cercle des occupations auxquelles j'ai voué les pensées de ma vie entière. Je veux dire que j'ai continué à porter mon observation sur l'homme d'Europe devenu habitant du Nouveau Monde. La chronique de

Bernal Diaz, extrêmement importante dans son ensemble au point de vue historique, est d'ailleurs, dans ses détails, d'une abondance originale qui touche aux sujets les plus variés et permet de relever, au profit des sciences médicales, quelques vérités d'un intérêt des plus incontestables. C'est à propos de ces vérités que j'ai pris la résolution de me livrer à une série d'études destinée à former plus tard un recueil assez étendu. J'en détache aujourd'hui le chapitre qu'on va lire.

LES SYPHILITIQUES

Mes lecteurs n'auront pas oublié, sans doute, les discussions animées qui se sont élevées à différentes époques à propos de l'origine de la syphilis développée en Eu-- rope, et attirant, pour la première fois, l'attention vers la fin du quinzième siècle. Quelques savants, d'une compétence éclairée, ne doutèrent pas qu'elle ne vînt d'Amérique à la suite de Christophe Colomb, et ils prétendirent en avoir donné les preuves irrécusables. D'autres, non moins estimables, ne se contentèrent pas de nier cette origine américaine ; ils entreprirent de prouver que la syphilis n'existait nullement au Nouveau Monde lors de sa découverte par les Espagnols. Ces questions controversées ont été agitées tout récemment dans l'amphithéâtre de la Faculté de médecine de Paris, par l'un des talents les plus distingués de cette école[1], et ont acquis par cela même un véritable intérêt d'actualité au bénéfice de tout écrit du moment sur n'importe quel point de ce vaste sujet. Je n'ai pas, pour ma part, la prétention d'en profiter pour y résoudre quoi que ce soit; car mon but n'est nullement d'envisager la question dans son ensemble et dans tous ses développements. Je ne veux présenter qu'un aperçu isolé pouvant venir en aide aux conclusions d'une étude plus complète. J'en puise les éléments principaux dans la lecture de la chronique de Bernal Diaz. Voici ce que je désire démontrer en peu de mots dans ce court écrit :

1° Il y avait des syphilitiques parmi les compagnons d'armes de Fernand Cortès.

---

1. M. le docteur Bouchard a fait, dans l'été de 1875, des leçons fort justement applaudies sur l'origine de la syphilis en Europe.

Les noms de la plupart d'entre eux se trouvent expressément désignés dans la chronique de Diaz del Castillo.

2° La provenance du mal et des femmes qui en avaient été l'origine n'est pas clairement démontrée par les détails de cet auteur; mais sa lecture fait entrevoir la possibilité de l'acquisition de la maladie dans le pays conquis.

3° L'écrit du Père franciscain Sahagun ferait soupçonner, en outre, avec grande raison, que la syphilis existait au Mexique avant sa conquête par les Espagnols.

I

Cortès partit de Cuba le 10 février 1519
avec onze navires chargés d'hommes et de
provisions. Arrivé à l'île de Cozumel, il passa
son armée en revue et, en ayant fait le
dénombrement exact, il se trouva à la tête de
cinq cent huit soldats, sans compter les
pilotes, les maîtres d'équipage et les mate-
lots, au nombre de cent neuf[1]. Bernal Diaz,
dans sa chronique, ne fait aucune mention
des femmes qui accompagnaient l'expédition; de sorte qu'il sera nécessaire de nous
livrer plus loin à des recherches, pour être
exactement éclairés à ce sujet. Cortès pour-

1. Voy. Bernal Diaz, tome I, page 81 de ma traduction.

suit sa marche en passant par Cozumel ; touchant à l'île de la lagune de Terminos ; séjournant à Tabasco, à Vera Cruz, à Cempoal ; combattant à Tlascala, à Cholula, pour arriver enfin à Mexico le 8 novembre 1519, juste neuf mois après le départ de la Havane. Il importe à l'intérêt du sujet que nous allons traiter de faire observer que, dans ce long parcours, aucun contact n'a pu s'établir entre les hommes de l'expédition et des individus de race européenne qui fussent étrangers à l'armée expéditionnaire ; car ces pays n'avaient pas encore eu de communication avec les habitants de l'Ancien Monde, si l'on en excepte les deux campagnes de Cordova et de Grijalva, qui touchèrent à peine les côtes, dans le cours des deux années précédentes, sans songer à y former le moindre établissement.

Quatre jours après l'arrivée de Cortès à Mexico, le célèbre conquérant demande et obtient l'autorisation de visiter le grand temple de cette capitale. C'est à propos de cette visite, restée célèbre dans les annales de la campagne, que Bernal Diaz nous dit les paroles significatives suivantes : « Nous nous mîmes à descendre aussitôt les degrés du temple. Or, comme il y en avait cent quatorze et que *quelques-uns* de nos soldats étaient malades de *bubas* ou de mauvaises humeurs, ils eurent mal aux cuisses en descendant [1]. »

Il est nécessaire de faire observer ici, avant d'aller plus loin, que cette expression de *bubas* fut celle qu'on adopta le plus généralement en Espagne, à la fin du quinzième siècle, pour désigner *l'ensemble* des accidents syphilitiques qui affligèrent si étrangement l'Europe à cette époque. Dans la croyance de B. Diaz, donc, plusieurs soldats de l'expédition étaient atteints de cette affreuse maladie. Ceux dont il parle actuellement, comme ayant éprouvé des douleurs aux cuisses par suite de la descente du temple,

---

1. Tome I, page 369.

avaient probablement des bubons aux aines ; car, si les douleurs avaient été rhumatoïdes, elles auraient pris généralement tout le membre et, en ce cas, Bernal Diaz aurait dit sans doute « jambes » au lieu de « cuisses », parce que ce dernier mot est moins dans les habitudes du langage. Selon toute probabilité donc, les hommes dont parle l'auteur de la chronique étaient porteurs de bubons qui ne gênaient pas les malades au point de rendre la marche ordinaire impossible, et qui ne devenaient douloureux d'une manière bien notable que dans les circonstances d'efforts exceptionnels, comme sont ceux de la montée et de la descente d'un escalier à marches trop nombreuses.

II

Nous ne trouvons dans Bernal Diaz aucun passage qui intéresse cette étude, jusqu'à une époque séparée de la précédente par un laps de temps considérable. Cortès a séjourné à Mexico neuf mois. Chassé de cette capitale au milieu des scènes de la *Nuit triste*, il a trouvé un refuge auprès de ses fidèles Tlascaltèques. Là, soucieux de la position qui lui est faite par les événements et méditant déjà les moyens de se venger de sa terrible défaite, il veut, avant tout, savoir ce qui est advenu au port de la Vera Cruz pendant qu'il était soumis lui-même dans la capitale à de si rudes épreuves. Il écrit donc au commandant de cette place pour le prier de lui donner de ses nouvelles et de lui faire parvenir, si c'est possible, un renfort de combattants. Mais, malheureusement, il n'était pas au pouvoir de Pedro Caballero, commandant de Vera Cruz, de satisfaire bien convenablement Cortès en ce dernier point. Il avait peu de monde, et d'ailleurs presque tous ses hommes étaient malades. Il se décida cependant à faire un envoi à propos duquel nous lisons dans Bernal Diaz le passage suivant :

« Ce secours promis de la Villa Rica ne tarda pas en effet à arriver ; il consistait en quatre soldats et trois marins, en tout sept hommes, commandés par un certain Lencero, qui fut plus tard le propriétaire de l'auberge qui porte son nom. Lorsqu'ils arrivèrent à Tlascala, comme ils étaient maigres et malades, nous en faisions l'objet de nos railleries, nous moquant d'eux et les appelant « le grand renfort de Lencero ». Sur sept soldats, cinq étaient atteints de *bubas* et les deux autres enflés du ventre [1]. »

Comme Bernal Diaz ne donne aucune

1. Tome I, page 564.

autre explication sur les hommes qui se trouvent désignés à notre attention dans ce passage, nous n'en dirons pas, ici du moins, un mot de plus. Mais, en suivant l'ordre des pages de l'auteur, nous arrivons au cas le plus curieux que sa chronique ait offert à nos méditations.

Nous sommes au moment où Cortès, complétement relevé de ses malheurs passagers, est devenu maître de Mexico après un siége formidable. S'occupant alors de faire rayonner au loin son autorité dans tout l'empire mexicain et même au delà de ses limites, il expédie ses capitaines pour conquérir les pays qui résistent encore. C'est à cette période des événements de la conquête que se rattachent les faits suivants racontés par Bernal Diaz.

III

RÉCIT CURIEUX DE BERNAL DIAZ AU SUJET D'UNE CAMPAGNE COMMANDÉE PAR UN SYPHILITIQUE[1].

« Je veux dire maintenant qu'à cette époque aussi un certain Rodrigo Rangel, dont j'ai souvent parlé, s'en vint voir Cortès pour le prier (puisqu'il ne s'était pas trouvé à la prise de Mexico, ni dans aucune des batailles de la Nouvelle-Espagne, de manière à y puiser l'occasion de faire parler de lui) de vouloir bien le nommer capitaine et le charger d'aller conquérir les villages zapotèques avec lesquels on était en guerre ; il emmènerait avec lui Pedro de Ircio qui serait son conseiller en tout ce qu'il y aurait à faire. Or Cortès connaissait bien ce Rodrigo Rangel ; il savait qu'il n'était apte à aucun emploi, *parce qu'il était toujours malade, affligé de grandes douleurs de bubas, très-défait, avec de longues jambes amaigries, couvert d'ulcères, le corps et la tête criblés de plaies.* Notre général lui refusait ce commandement

1. Tome I, p 307.

en faisant observer que les Indiens Zapotèques étaient difficiles à dompter à cause des grandes et hautes sierras où ils ont établi leurs demeures et qui sont difficilement accessibles à la cavalerie ; il y a là continuellement des nuages et des brouillards, les chemins y sont étroits, glissants, et l'on n'y peut marcher qu'à la condition de voir ses pieds se confondre avec la tête de celui qui vient derrière. Or, remarquez bien ce que je dis là, parce que c'est littéralement exact, car celui qui est devant et celui qui le suit marchent avec les pieds de l'un joints à la tête de l'autre. Cortès lui disait donc que ce n'était pas la peine d'aller dans ces pays, et que s'il y allait enfin, il devait s'entourer de soldats agiles et robustes ayant l'expérience de la guerre. Mais comme Rangel était très-entêté et d'ailleurs compatriote de Cortès, il finit par obtenir ce qu'il demandait. La vérité est, ainsi que nous le sûmes plus tard, que Cortès trouva bon de l'envoyer mourir ailleurs, parce que c'était une fort mauvaise langue.

« Il écrivit, en conséquence, à Guazacualco à dix ou douze compagnons d'armes pour nous prier de partir au secours de Rangel. Je fus du nombre de ceux qu'il désigna pour marcher ; du reste, tous ceux auxquels Cortès écrivit se mirent en route. J'ai déjà dit qu'il y a de très-grandes montagnes dans la partie peuplée du pays des Zapotèques, que ses habitants sont très-lestes et très-agiles et que par leurs cris et leurs sifflements ils remplissent les échos de leurs vallées. Nous comprîmes qu'avec Rangel pour nous commander nous ne pourrions ni aller en avant, ni rien faire de bon. Quand nous arrivions à un village, nous le trouvions abandonné ; les maisons d'ailleurs n'y étaient pas rapprochées, celles-ci étant perchées sur la montagne et celles-là enfoncées dans la vallée ; au surplus, il pleuvait fort et *le pauvre Rangel poussait des cris de douleur à cause de ses* bubas ; d'autre part nous avions tous fort peu d'envie de marcher en sa compagnie. Nous comprenions par conséquent que nous perdions notre temps, avec la perspective de quelques désastres dans le cas où par hasard les Zapotèques, hommes agiles, armés de grandes lances plus longues que les nôtres, excellents archers, nous dresseraient quelque embûche et se présenteraient tout à coup en nous faisant front ; car nous ne pouvions avancer qu'un à un dans ces étroits chemins. *Rangel était d'ailleurs plus malade qu'au départ.* Il fut donc d'avis d'abandonner cette funeste campagne (bien funeste, pouvons-nous dire) et que chacun s'en revînt chez soi. Pedro de Ircio, qui l'accompagnait à titre de conseiller, fut le premier à lui donner cette idée, et il s'empressa de le laisser seul et de s'en retourner à la Villa Rica où il résidait. Quant à Rangel, il dit qu'il s'en voulait aller avec nous à Guazacualco, *parce qu'il y faisait chaud et que le climat y serait favorable à la guérison de son mal.* Pour ce qui est de nous qui habitions ce bourg, nous considérâmes comme une plus mauvaise affaire de l'emmener

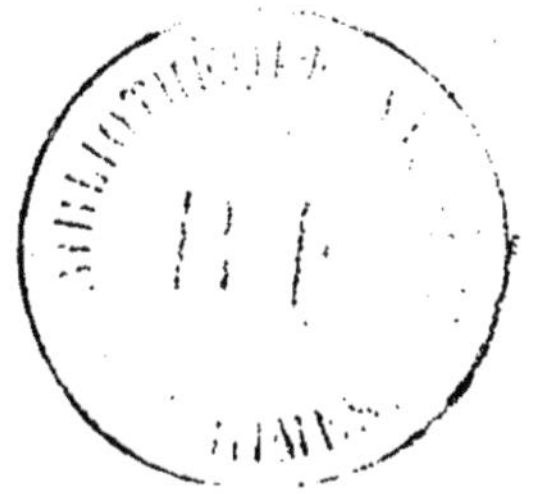

maintenant avec nous que d'être partis avec lui à la guerre.

« En arrivant à Guazacualco, il prétendit aller pacifier les provinces de Cimatan et de Talapan qui, je l'ai dit dans le chapitre qui en a traité, s'étaient refusées à se soumettre, profitant des grandes rivières et des marécages mouvants au milieu desquels leurs habitants vivaient. Outre l'importance de ces marais pour la défense, ils sont naturellement bons archers, faisant usage d'arcs excellents qu'ils manient avec la plus grande adresse. Rangel, à cet effet, nous montra des provisions signées de Fernand Cortès et disant qu'il était envoyé à titre de capitaine pour conquérir les provinces insoumises, en particulier celles de Cimatan et Talapan. Il somma la plupart des habitants du bourg d'aller avec lui. Cortès était si redouté qu'en voyant ces provisions, quels que fussent nos regrets d'ailleurs, nous n'osâmes pas résister. Nous partîmes avec Rangel au nombre de cent soldats, les uns à pied, les autres à cheval, avec vingt-six arbalétriers ou fusiliers. Nous marchâmes par Tonala, Yagualulco, Copilco et Zacualco. »

Quel que fût mon désir de reproduire tout ce passage, un des plus curieux du chroniqueur, je me vois forcé de l'abréger et de dire simplement que les fatigues de la campagne ne furent pas favorables à la marche de la maladie du commandant de l'expédition. Ses hommes eurent à lutter contre les difficultés du terrain et la valeur des Indiens qu'ils rencontraient en route.

« Nous avions eu beau dire à Rangel, ajoute Bernal Diaz, de bien faire attention aux marécages qu'il y avait en grand nombre, et de ne point courir à bride abattue sur ces savanes, de crainte de voir les chevaux s'embourber, attendu que les Indiens avaient l'habitude de ces ruses et qu'ils élevaient des travaux de défense et des meurtrières sur le bord des marais ; Rangel n'en voulut rien croire et il fut le premier à s'embourber. On lui tua son cheval, et déjà plusieurs Indiens s'étaient jetés dans le marais pour s'emparer de sa personne. Ils l'auraient enlevé vivant pour le sacrifier, si l'on ne se fût empressé de venir à son secours ; *ce qui n'empêcha pas qu'il en sortît la tête blessée par-dessus les plaies dont elle était déjà couverte.* Comme toute cette province est très-peuplée, il y avait près de là un autre petit village sur lequel nous nous portâmes ; ses habitants prirent la fuite. Rangel put y soigner ses blessures, ainsi que trois soldats qui avaient été atteints. De là nous gagnâmes d'autres maisons, également abandonnées, leurs habitants s'étant enfuis en ce moment même. Il y avait là de grandes défenses de madriers formant enceinte avec meurtrières.

« Nous nous y reposions depuis moins d'un quart
d'heure lorsque tant de guerriers cimatèques se jetèrent
sur nous en nous entourant, qu'ils tuèrent un soldat et
deux chevaux et nous donnèrent fort à faire pour les
décider à s'éloigner. *Rangel souffrait beaucoup de sa
tête en ce moment; outre cela, beaucoup de mousti-
ques et de grands vampires le piquaient et suçaient
son sang; il ne dormait ni jour ni nuit.* Pendant ce
temps il pleuvait sans cesse. »

La campagne se continua dans des condi-
tions détestables. Après d'autres péripéties
pendant lesquelles *Rangel continua à se
plaindre de sa tête*, la retraite fut enfin dé-
cidée, ce que Bernal Diaz nous dit, pour
conclure, dans les termes suivants :

« Nous résolûmes alors de retourner à notre bourg
de Guazacualco. Et voilà où aboutit l'expédition des
Zapotèques et de Cimatan ; et voilà aussi quel fut le résul-
tat de la grande renommée que Rangel recherchait lorsqu'il fut demander à Cortès d'aller à cette conquête. »

Ce récit de Bernal Diaz n'est pas seulement remarquable par son entrain et son
originalité ; il est encore pour nous tout plein

d'utiles enseignements. Le cas de Rangel se présente en effet avec les signes les plus manifestes d'une constitution profondément altérée par la syphilis. Sa tête est couverte de tumeurs gommeuses ulcérées; il en existe aussi dans d'autres parties du corps et le malade est en proie aux douleurs ostéocopes les plus vives. Limitons-nous, pour le moment, à inscrire ici ces premières données.

IV

Nous arrivons maintenant à la regrettable époque où Cortès, en route pour sa campagne de Honduras, est arrivé à Guazacualco d'où il expédie à Mexico Salazar et Chirinos porteurs de pouvoirs éventuels pour se substituer à l'autorité de ceux qu'il avait laissés dans la capitale avec la mission de gouverner à sa place la Nouvelle-Espagne. Bernal Diaz dit simplement à ce propos les paroles suivantes, qui sont pour nous des plus significatives :

« Ils partirent donc pour Mexico, emmenant avec eux Hernan Lopez de Avila, affligé de fortes douleurs et tout perclus de *bubas*[1]. »

1. Tome II, page 345.

C'est désigner de la manière la plus manifeste des accidents tertiaires de syphilis avec douleurs ostéocopes et souffrances rhumatoïdes permanentes. Ce sujet fut du reste plus heureux que bien d'autres camarades d'infortune ; car le chroniqueur nous dit plus loin :

« Hernan Lopez de Avila, dépositaire de biens de défunts, s'en retourna riche en Castille [1]. »

On peut conclure de ce second passage qu'il avait eu l'heureuse chance de se rétablir des souffrances dont il était question en premier lieu. Tel ne fut pas le cas du malheureux Rangel, qui, d'après Bernal Diaz, mourut des suites de ses *bubas*, car nous lisons à la fin de sa chronique :

« Rodrigo Rangel, personnage marquant, sérieusement perclus de *bubas*, ne fit jamais la guerre de manière à mériter qu'on en fasse mention. Il mourut de ses douleurs [2]. »

1. Tome II, page 566. — 2. Tome II, page 567.

V

A l'époque où le Factor et le Veedor, abusant de la confiance de Cortès, s'étaient violemment emparés du gouvernement de la Nouvelle-Espagne pendant que leur chef se trouvait à Honduras, nous voyons un des capitaines conquérants mis en évidence par Bernal Diaz dans les termes qui suivent :

« Quant aux Indiens, on avait pris l'habitude de ne plus faire aucun cas d'eux ; aussi ceux du *peñol* de Coatlan faisaient-ils de fréquentes sorties sur le quartier de Chirinos à qui ils tuèrent plusieurs soldats en en blessant un grand nombre d'autres. Ce voyant, le Factor prit le parti d'envoyer à côté de Chirinos un des capitaines de Cortès, Andrès de Monjaraz, qui était devenu son ami. Malheureusement ce Monjaraz se trouvait en ce moment perclus de *bubas* et tout à fait incapable de rien entreprendre d'utile[1]. »

A la fin de sa chronique, le même auteur, dans le passage fort curieux où il fait les portraits des principaux chefs de l'expédition, s'exprime de la manière suivante :

« Andrès de Monjaraz fut capitaine au siége de Mexico; il était d'une bonne stature et d'un visage gai, avec une barbe presque noire. Il causait bien; mais il fut presque toujours malade de *bubas* et c'est pour cela qu'il ne fit pas grand'chose qu'on puisse raconter. Si j'en fais ici mention, c'est pour qu'on sache qu'il était capitaine. Il avait trente ans quand nous partîmes. Il mourut des suites de ses *bubas*[2]. »

1. Tome II, page 413. — 2. Tome II, page 586.

VI

Nous arrivons maintenant au cas le plus
obscur, mais aussi le plus intéressant : il
s'agit de don Geronimo de Aguilar, le célèbre
interprète de la campagne. Il importe beaucoup de noter ici les circonstances qui pré-
cédèrent son engagement dans les rangs des
compagnons d'armes de Cortès. Parti d'Espagne à une époque difficile à préciser, il
était allé d'abord se fixer en Terre-Ferme.
Les événements l'en firent sortir en compagnie de douze compatriotes avec lesquels il
fit voile pour se rendre à la Jamaïque. Pous-
sés par les courants et par les vents con-
traires, ils furent jetés sur les côtes alors
inconnues du Yucatan où ils se perdirent.

Parvenus à terre après avoir couru les plus grands dangers pour leur vie, ils furent saisis par les naturels qui les firent tous périr, à l'exception de deux, Gonzalo Guerrero et Geronimo de Aguilar, dont il est actuellement question. Il allait être sacrifié aux idoles, lorsqu'il parvint à s'échapper et à se réfugier chez un cacique qui se prit de pitié pour lui et le couvrit de sa protection en le faisant son esclave. Il sut s'attirer l'affection de son maître dans l'humble condition où il se trouvait réduit. C'est le moment de dire qu'Aguilar avait fait ses études de théologie en Espagne et était ordonné diacre. Ses vœux de chasteté avaient donc été déjà prononcés. Outre le respect dont il était animé pour cette situation particulière, le naufragé, s'étant vu sur le point d'être sacrifié aux affreuses divinités du pays, adressa de ferventes prières à la Vierge Marie, s'engageant de nouveau à ne jamais s'approcher d'une femme infidèle, dans le but d'obtenir, par la faveur de cette céleste protectrice, le bonheur de se voir un jour en liberté.

Il remplissait scrupuleusement cette promesse avec toutes les conséquences qui en découlaient naturellement. Sa continence et sa réserve avaient attiré l'attention de son maître. Soit gaîté de caractère, soit désir de le mettre à l'épreuve pour le mieux connaître, celui-ci s'ingéniait à renouveler sans cesse autour du pauvre Aguilar les occasions qui auraient pu le séduire. Mais ce fut toujours en vain. Agacé de cette résistance, le cacique prétendit la soumettre à une épreuve plus scabreuse que toutes les précédentes. C'est l'historien Herrera qui nous a rendu compte de cette tentative. Cet écrivain, qui met ordinairement dans ses détails historiques une retenue exemplaire, s'est légèrement écarté de ses habitudes en nous racontant à ce propos l'aventure égrillarde qui va suivre.

Nous traduisons textuellement cet auteur (Décade II, liv. IV, chap. VIII).

« Le cacique, voyant qu'il vivait si chastement, toujours les yeux baissés devant les femmes, s'efforça bien souvent de le faire succomber à la tentation. Il espérait surtout y réussir une nuit qu'il l'envoya à la pêche accompagné d'une très-belle Indienne, âgée seulement de quatorze ans, à laquelle le maître avait suggéré les moyens de provocation dont elle devait faire usage auprès d'Aguilar. Il lui fournit un hamac qui devait servir à les faire se reposer ensemble. Arrivés à la côte, en attendant les approches du jour, qui étaient l'heure propice à la pêche, l'Indienne suspendit son hamac aux branches de deux arbres, s'y coucha et appela Aguilar pour qu'ils s'y reposassent de compagnie. Mais il poussa la modestie jusqu'à s'étendre sur le sable au bord de l'eau, à peu de distance d'un foyer qu'il avait allumé. L'Indienne tantôt l'agaçait en l'appelant, tantôt l'accusait de n'être point un homme, puisqu'il préférait le froid de la nuit à la douceur de se réchauffer près d'elle. Il faut avouer qu'il éprouva plusieurs moments d'hésitation, mais enfin il s'arrêta à la résolution de se vaincre et de remplir la promesse qu'il avait faite au bon Dieu, c'est-à-dire qu'il ne s'approcherait point d'une femme infidèle, afin d'obtenir sa délivrance en récompense de sa vertu. La pêche étant terminée, il revint auprès de son maître.... »

Ce que ce souvenir a de vraiment intéressant pour nous, c'est que nous nous trouvons en présence d'un homme bien pur jusque-là de toute souillure. Il n'apporte pas en lui le germe de cette cruelle maladie qui, depuis un très-petit nombre d'années, avait éveillé l'attention et excité l'horreur dans presque toute l'Europe. Ce fut à Cozumel qu'Aguilar s'unit au corps expéditionnaire de Fernand Cortès après une captivité de huit années. Il passa avec lui à Tabasco, à Sacrificios, à Cempoal, à Tlascala, et ne se sépara de son chef dans aucun des faits mémorables de cette extraordinaire campagne. C'est dans ce pays conquis qu'il termina ses jours, en 1524 ou 1525, sans être revenu dans sa patrie. Singulière destinée de cet homme d'abord si vertueux ! d'après Bernal Diaz, sans qu'aucun détail préalable eût pu faire soupçonner cette fin, le malheureux Aguilar mourut de la syphilis parvenue à ses accidents tertiaires; car le chroniqueur nous dit ces simples paroles : *Murió tullido de bubas ;* « il mourut perclus de syphilis. » Où prit-il ce mal? Fut-ce au contact d'une femme espagnole ou d'une Indienne? Rien absolument ne peut dissiper le doute à ce sujet. Il ne se maria pas assurément, puisque son état de diacre s'opposait à une union légitime. La connaissance qu'il eut de la langue aztèque, sinon au début, du moins peu de temps après son arrivée au sein du pays, rendait ses communications et ses choix très-faciles parmi les femmes indigènes. Il est présumable que ce fut dans son commerce avec les personnes de cette race qu'il puisa les germes de la maladie dont il fut victime. Il est vrai que, dans le Yucatan, il avait promis au bon Dieu de ne pas s'approcher d'une femme *infidèle*. Mais combien d'Indiennes devenues chrétiennes n'y eut-il pas plus tard pour le mettre à l'abri de tout scrupule à ce sujet!

VII

Un homonyme du précédent, don Marcos
de Aguilar, fut désigné par le licencié don
Luis Ponce de Leon, à son lit de mort, comme
gouverneur général de la Nouvelle-Espagne
et chargé de poursuivre l'enquête ouverte sur
la conduite antérieure de Cortès. La pensée
de mettre Aguilar à la tête du gouvernement
ne fut approuvée d'abord que par un bien
petit nombre de personnes. Le corps municipal de Mexico s'y montra surtout notable-
ment contraire. Voici en quels termes Bernal
Diaz en a parlé :

« Il y avait un autre genre d'opposition de la part
du corps municipal, qui prétendait que Luis Ponce
n'avait pu ordonner dans son testament que le licencié

Aguilar s'emparât seul du pouvoir, d'abord parce qu'il
était vieux, caduc, perclus de *bubas*, et de peu d'autorité [1].... »

Quelques pages plus loin, le chroniqueur
ajoute :

« Tandis que Marcos de Aguilar avait en mains les
rênes du gouvernement, il était souffrant, étique et
malade de *bubas*. Les médecins avaient ordonné qu'il
se nourrît du sein d'une femme de Castille et ne prît
que du lait de chèvre avec lequel il se soutint près de
huit mois. Il finit par succomber à son affection habi-
tuelle, compliquée de fièvre [2]. »

Ce cas obscur n'appartient pas à l'armée
de Cortès. Marcos de Aguilar était en effet
venu récemment de l'île de Saint-Domingue,
en compagnie du licencié Ponce de Leon,
quelque temps après la prise de Mexico et
l'expédition de Honduras. Si j'en parle ici,
c'est pour ne rien omettre de ce que Bernal
Diaz a dit au sujet de la maladie dont nous
nous occupons. Le cas de Marcos de Aguilar

1. Tome II, page 458. — 2. Tome II, page 468.

est d'ailleurs à inscrire parmi ceux qui ont pris très-ostensiblement leur origine en des pays étrangers au Mexique.

Bernal Diaz nous fait encore les révélations suivantes dont on peut regretter la trop grande concision :

« Francisco de Orozco, également malade de *bubas*, était très-souffrant. Il avait été soldat en Italie et il commanda quelque temps à Tepeaca pendant que nous faisions le siége de Mexico. J'ignore ce qu'il est devenu et où il est mort[1]. »

« Un bon soldat, appelé Juan del Puerto, mourut perclus de *bubas*[2]. »

« Un jeune homme du nom de Maldonado, natif de Medellin, fut malade de *bubas*. J'ignore s'il est mort de mort naturelle[3]. »

1. Tome II, page 567. — 2. Tome II, page 568. — 3. Tome II, page 573.

[illegible]

[illegible]

[illegible]

[illegible]

[illegible]

[illegible]

VIII

Tels sont les noms et les cas — quelques-
uns vaguement spécifiés — qu'il est possible
de relever dans le livre de Bernal Diaz. Si
ce n'est pas assez pour satisfaire absolument
la science et dissiper tous les doutes, ils suf-
fisent du moins à exciter vivement la curio-
sité du lecteur. Le desideratum certainement
le plus regrettable se rapporte à l'impossibi-
lité où l'on est de déterminer exactement,
pour chacun des cas, le lieu d'origine de
l'infection d'abord, et ensuite la nationalité
des femmes qui en ont été le point de départ.
Au sujet du premier de ces doutes, je ferai
les réflexions suivantes, sans témoigner d'aucune prétention à l'exactitude rigoureuse.

Les *quelques* soldats que Bernal Diaz nous dit avoir souffert des « cuisses » en descendant du grand temple de Huichilobos étaient sans doute porteurs de bubons aux aines. Or, ils étaient partis de Cuba neuf mois auparavant. Cela me paraîtrait un délai bien considérable pour assigner à cette île le point de départ de pareils symptômes. Quant à en avoir pris le germe en route — chose qui paraîtrait plus admissible — le doute se présenterait encore sur le fait de savoir si la maladie provenait du contact avec une femme européenne ou avec une indigène. Laissant l'explication de ce mystère pour tout à l'heure, nous nous trouvons en présence d'une autre incertitude : le mal n'aurait-il pu provenir en route, pour des soldats antérieurement sains, de la fréquentation de femmes indigènes successivement contaminées par les nouveaux venus? Bernal Diaz ne nous met nullement en mesure d'éclaircir ce dernier point, et je me vois forcé d'y laisser planer le doute, sans aucune prétention à y porter la lumière.

Quant au fait de s'être infectés en route même, au moyen de femmes espagnoles malades avant le départ, je crois pouvoir affirmer que cela ne s'est nullement produit dans les premiers temps de la campagne ; car je ne pense pas qu'il ait été embarqué par Cortès d'autres femmes qu'un fort petit nombre qui accompagnèrent leurs maris, et dont il devient facile de donner les noms en s'éclairant, en dehors de Bernal Diaz, de l'autorité de quelques autres historiens ; car notre chroniqueur, qui a été si minutieux pour tous les détails concernant le personnel de l'expédition, ne fait absolument aucune mention des femmes qui partirent. C'est à peine si, dans le courant de son récit, il nomme trois ou quatre compagnons d'armes à propos desquels il ajoute : « Ce fut le mari d'une *telle* dame. » Du reste, un passage de lui dit clairement qu'il n'y avait point de femmes de Castille dans la Nouvelle-Espagne, avant la prise de Mexico, en dehors de quelques-unes, en petit nombre, qui avaient assisté au siége ¦de cette capitale. Voici ce qu'il écrit à propos d'un banquet scandaleux qui eut lieu pour fêter la prise définitive de cette ville :

« Il y eut beaucoup de désordre. Mieux eût valu certainement ne pas faire ce banquet, à cause de certaines vilaines choses qui s'y passèrent. Ajoutons que la plante de Noé fut cause que plusieurs firent des sottises. Il y eut des camarades qui, après le repas, ne surent point retrouver la porte et firent sur les tables ce qui était destiné aux basses-cours .... On enleva enfin les tables et les dames qui se trouvaient là commencèrent à danser avec des cavaliers chargés de leurs armes ; c'était à pouffer de rire. Elles étaient en petit nombre ; *il n'y en avait du reste pas d'autres ni dans tout le camp ni dans toute la Nouvelle-Espagne*. Je ne dirai pas leurs noms et je ne parlerai point des critiques qui s'en firent le lendemain[1]. »

Cette réserve de Bernal Diaz n'a pas été imitée par d'autres historiens qui ont trouvé des raisons plus respectables pour honorer ces dames d'un souvenir et faire oublier la

—————

1. Tome II, page 142.

peccadille que notre auteur a fait peser sur elles. Herrera, en effet, nous a dit à propos d'un combat célèbre pendant le siége de Mexico :

« Beatriz de Palacios, qui était mulâtresse, fut d'un grand secours lorsque Cortès fut chassé de Mexico aussi bien que pendant le siége qui suivit. Elle était mariée avec un soldat nommé Pedro de Escobar. Elle mit une telle ardeur à servir son mari et les hommes de sa compagnie que, le voyant fatigué des combats qu'il soutenait pendant le jour, elle montait la garde pendant la nuit et faisait sentinelle à sa place avec le plus grand zèle. Après cela elle déposait les armes et, s'en allant aux champs cueillir des blettes, elle revenait les faire cuire pour les servir à son mari et à ses camarades. Elle pansait les blessés, sellait les chevaux et faisait mille autres choses aussi bien que le meilleur soldat. Ce fut elle qui, en compagnie de quelques autres, soigna Cortès et ses compagnons d'armes de leurs blessures lorsqu'ils arrivèrent maltraités à Tlascala, prenant soin, en même temps, de leur confectionner des vêtements avec l'étoffe du pays. Toutes ensemble, du reste, répondirent à Cortès, qui les invitait à rester à Tlascala pour se reposer de leurs fatigues : que des femmes castillanes se déshonoreraient en laissant leurs maris aller affronter seuls les périls de la campagne ; qu'elles étaient résolues à mourir partout avec eux. Celles qui parlaient ainsi étaient : Beatriz de Palacios, Maria de Estrada, Juana Martin, Isabel Rodriguez, la femme d'Alonso Valiente, et quelques autres [1]. »

De son côté, Clavijero rapporte ce qui suit dans son livre de la *Conquête du Mexique* :

« Ces assauts devinrent fameux par la valeur qu'y déployèrent quelques femmes espagnoles qui avaient accompagné volontairement leurs maris à la guerre et qui, aguerries par les fatigues qu'elles eurent à supporter et par les exemples de courage dont elles étaient témoins, s'étaient converties en véritables soldats. Elles montaient la garde, marchaient à côté de leurs maris, cuirassées de coton, avec épée et rondache, et se précipitaient résolûment au milieu des troupes ennemies, augmentant ainsi, malgré leur sexe, le nombre des assiégeants. Ces femmes s'appelaient : Maria de Estrada, Beatriz Bermudez de Velasco, Juana Martin, Isabel Rodriguez et Beatriz Palacios [2]. »

Voilà donc des dames certainement dignes d'éloges. A côté des qualités incontestables

---

1. Herrera, décade III, pages 39 et 40. — 2. Clavijero, édition mexicaine, page 294.

dont on vient de lire la peinture, y aurait-il
des raisons pour soupçonner des taches qui
seraient en rapport avec ce que pourrait
faire supposer la scène scandaleuse décrite
par Bernal Diaz ? Ferons-nous à ces dames
l'injure de les regarder comme un élément
possible de propagation infectieuse parmi
leurs compatriotes ?

Outre que la réputation acquise plus tard
par ces honorables Espagnoles serait en con-
tradiction avec une pareille pensée, nous
limitant ici à faire du réalisme pur, nous
affirmerons qu'aucun de leurs maris ne figure
dans la liste des infectés de Bernal Diaz.

Avec toutes ces données, nous pouvons
asseoir, je crois, une première affirmation :
c'est que, depuis le départ de Cuba (10 février 1519) jusqu'à la prise de Mexico
(13 août 1521), les soldats de Cortès ne se
sont point trouvés en contact avec des femmes espagnoles susceptibles d'être regardées
pour eux comme un élément d'infection syphilitique. Il est vrai qu'il était venu des

femmes avec Narvaez, mais la plupart ou peut-être toutes avaient péri à Tustepeque sous le fer des Mexicains [1].

D'ailleurs, revenons-en à l'affirmation de Bernal Diaz, qui, dans le passage précédemment cité, prétend qu'il n'y avait point, « ni dans le camp ni dans tout le pays, » d'autres femmes espagnoles que celles dont il vient de parler.

1. Bernal Diaz, t. II, page 185.

IX

Les soldats de l'expédition de Cortès ont-ils donc été infectés au Mexique même, ou sont-ils partis malades de Cuba? Le fait de l'infection sur place n'est pas douteux pour Geronimo de Aguilar, ainsi que nous l'avons fait ressortir précédemment. Quant à Rangel, Lopez de Avila et Andrès de Monjaraz, Bernal Diaz nous en parle au moment du départ de Cuba sans faire soupçonner aucunement qu'ils fussent entachés de maladie ; ce qui me paraît signifier qu'ils étaient bien portants, *du moins en apparence* [1].

1. Voir les pages 68, 75 et 78 de ma traduction de Bernal Diaz. Rangel y apparaît si bien portant que Cortès le désigne pour son *camarero*, emploi qui devait le rapprocher constamment de sa personne.

La question se trouve réduite à rechercher par d'autres moyens si la syphilis existait au Mexique avant l'arrivée des Espagnols, puisque par eux-mêmes ils ne peuvent point servir à dévoiler ce mystère. J'avouerais qu'en dehors de leurs souffrances et des circonstances qui s'y rattachent, on ne trouverait nulle part les traces d'aucun souvenir capable de dissiper ce nouveau doute, si l'on n'avait à citer deux passages bien curieux du P. Sahagun, qui feraient fortement supposer l'existence de la syphilis parmi les Aztèques avant l'invasion de leur pays par les Européens. Cet auteur estimable nous dit en effet ce qui suit (livre Ier, chapitre xiv, de son *Historia general de las cosas de Nueva España*), à propos de la description des fêtes qui étaient célébrées dans le courant de l'année pour honorer les nombreuses divinités aztèques :

« On appelait ce dieu Macuilxochitl ; c'était la divinité du feu, et le dieu de prédilection des gens qui habitaient les maisons des grands seigneurs et les palais des princes. On faisait chaque année en son honneur une grande fête appelée *Xochithuitl*, qui était inscrite parmi les fêtes mobiles dont je parle dans le quatrième livre qui traite de l'art divinatoire. Pendant les quatre derniers jours qui précédaient cette fête, tous ceux qui devaient prendre part à sa célébration, les hommes aussi bien que les femmes, observaient un jeûne rigoureux. Si pendant ce laps de temps un homme cohabitait avec une femme ou une femme avec un homme, on disait que le jeûne en était souillé, et le dieu s'en montrait très-offensé. Aussi punissait-il les auteurs de cette conduite par des maladies dans les parties secrètes, hémorrhoïdes, pourriture du membre, petites tumeurs dures, bubons, *etc.* (*almorranas, podredumbre del miembro secreto, diviesos é incordios*, etc.) ; car on croyait que ces maladies étaient le châtiment infligé par ce dieu pour les raisons que je viens de dire. Aussi lui faisait-on des vœux et des promesses pour qu'il apaisât ces maladies et cessât d'en affliger les hommes[1]. »

1. « Cuatro dias antes de esta fiesta ayunaban todos los que la celebraban asi hombres como mugeres, y si algun hombre en el tiempo de este ayuno tenía acceso á muger, ó alguna muger á hombre durante el dicho ayuno, decian que ensuciaba su ayuno, y este dios se ofendia mucho de esto, y por esto heria con enfermedades de las partes secretas á los que tal hacian, como son almorranas, podredumbre del miembro secreto, diviesos é incordios, *etc.*, porque tenian entendido que estas enfermedades eran castigos de este dios por la causa arriba dicha, hacianle votos y prometimien-

Ce passage est très-certainement un des plus curieux dont on puisse faire la citation à propos du sujet qui nous occupe. Comme je le crois absolument inédit dans les travaux qui en ont traité, du moins en français, je chercherai à éclaircir, autant qu'il est en moi, son degré de valeur.

Qu'a prétendu dire Sahagun par l'expression de « pourriture » du membre secret ? Le mot de *podredumbre* qui lui· correspond signifie très-souvent « pus » en langue espagnole. S'il fallait s'attacher à ce sens, le passage de Sahagun que je viens de citer désignerait simplement la gonorrhée. Mais ce mot de *podredumbre*, qui veut dire aussi « pourriture », semblerait indiquer, dans le cas dont il s'agit, une maladie qui détruit en suppurant. Le passage de l'auteur espagnol nous amènerait ainsi à soupçonner le chancre phagédénique chez les Aztèques.

tos para que aplacase, y cesase de afligir con aquellas enfermedades. » Sahagun, *loc. cit.*, liv. I, chap. xiv.

Le mot *divieso*, qui vient après, s'emploie le plus souvent en langue espagnole comme équivalent de « furoncle » ; mais il peut servir aussi à désigner, moins vulgairement, une petite tumeur dure et douloureuse. Quoi qu'il en soit, ce mot du passage de Sahagun ne renferme pour nous aucune signification réellement précise.

L'expression suivante (*incordio*) est infiniment plus claire : elle ne signifie pas en espagnol autre chose que « bubon de l'aine ».

Quant aux hémorrhoïdes, en arrêtant son attention sur ce symptôme et en confondant le point qui en est le siége avec les organes de la génération, l'auteur espagnol a très-certainement pensé au vice honteux qui était très-commun chez les Aztèques et qui portait leurs actes secrets dans une direction contre nature[1].

1. Bernal Diaz parle tellement de ce crapuleux penchant des Indiens lors de la conquête, qu'il est permis d'y voir une exagération du chroniqueur, du moins en tout ce qui ne regarde pas les habitants du littoral en général, et du Panuco en particulier. Pour ce qui est

Le lecteur a pu remarquer que dans le passage de Sahagun que je viens de citer, la formule *et cætera*, qui clôt l'énumération des souffrances pour lesquelles les Aztèques demandaient la protection du dieu, indique clairement que la maladie dont il s'agit se présentait avec un certain nombre d'autres accidents. Cette réflexion sera pour nous tout à l'heure de la plus grande importance, ainsi qu'on le verra.

de ces régions-là, en effet, d'autres historiens nous affirment que ce genre d'immoralité y dépassait toute limite.

X

Quoi qu'il en soit, il ressort clairement de cette partie du récit du moine franciscain qu'il y avait au Mexique, avant l'arrivée des Espagnols, des phénomènes pathologiques simplement vénériens ou formellement syphilitiques, se caractérisant par la gonorrhée, peut-être le chancre, peut-être des tumeurs indurées, mais à coup sûr le bubon inguinal, dur ou suppuré, sans qu'on puisse affirmer encore s'il était syphilitique ou purement vénérien. Rien n'indique dans ce passage de notre auteur le degré de gravité des symptômes quant à l'infection générale. Mais voici, quelques pages plus loin, un éclaircissement nouveau et de la plus haute importance. Sahagun, énumérant les remèdes dont les Aztèques faisaient usage contre les différentes maladies auxquelles ils étaient sujets, s'exprime de la manière suivante :

« La maladie des *bubas* se traite en buvant une décoction de la plante appelée *tletlemoitl*, en prenant en même temps quelques bains, et en saupoudrant les parties malades avec la plante pulvérisée appelée *tlaquequetzal* ou même un peu de limaille de cuivre. Ces *bubas* sont de deux sortes : les unes, très-sordides, portent le nom de *tlacaconanaoatl* ; les autres, qui sont moins repoussantes, s'appellent *tecpilnanaoatl* et quelquefois *puchonanaoatl*. Celles-ci font éprouver de grandes douleurs ; elles enflent les mains et les pieds et s'enracinent dans les os. Lorsqu'elles feront explosion au dehors, le malade prendra de la bouillie de maïs mêlée d'une graine appelée *michivauhtli*, ou bien la décoction de racine de *quauhtepatli*, quatre ou cinq fois par jour, en ayant soin de prendre quelques bains. Si le malade devient perclus, il boira la décoction de racine de *tlatlapanaltic* et se fera appliquer une saignée. Ces remèdes seront même mis en usage pour l'autre sorte de *bubas* dont j'ai déjà parlé. [1] »

---

1. « La enfermedad de las bubas se cura bebiendo al agua de la

Que pourrait-on désirer de plus après la lecture de ce curieux passage ? Qu'y manque-t-il, en effet, pour désigner non-seulement la syphilis avec les différents groupes de symptômes qui caractérisent son évolution protéiforme, mais encore la connaissance parfaite que les Aztèques paraissaient avoir de la solidarité de ces divers accidents ? Il est certes bien surprenant de voir régner parmi eux la conviction que les ulcères et autres signes extérieurs étaient de même nature que les douleurs et les déformations osseuses. Le |savaient-ils par eux-

yerba nombrada *tletlemoitl,* y tomando algunos baños, y echando encima de ellas los polvos de la yerba nombrada *tlaquequetzal,* ó las limaduras del cobre. Estas bubas son en dos maneras, las unas son muy sucias que se dicen *tlacaconanaoalt,* y las otras son de menos pesadumbre que se llaman *tecpilnanaoatl,* y por otro nombre *puchonanaoatl,* y estas lastiman mucho con dolores, y tullen las manos, y los pies, y están arraigadas en los huesos; y cuando salieren fuera beberá el atolle mezclado con cierta semilla nombrada *michivauhtli,* ó beberá el agua de la raíz que se llama *quauhtepatli,* cuatro ó cinco veces cada dia, y tomará algunos baños; y si se tullere el enfermo beberá al agua de la raíz llamada *tlatlapanaltic,* y sangrarse ha á la postre; de los cuales dichos remedios se usará para el otro género de bubas ya dichas. » (Sahagun, *Historia general de las cosas de Nueva España,* liv. X, chap. XXVIII, § 5.)

mêmes ou l'avaient-ils appris des Espagnols?

Sahagun est arrivé au Mexique en 1529, huit ans par conséquent après la prise de Mexico. C'était trop peu de temps pour que les Indiens se fussent déjà espagnolisés. Ils avaient encore leur langage propre sans altération d'aucune sorte. S'ils eussent porté l'attention pour la première fois sur les symptômes syphilitiques comme résultant d'une maladie récemment importée, ils eussent probablement adopté les termes qui la désignaient en espagnol, du moins pour en faire les radicaux des mots nouveaux qu'ils auraient employés. Ils eussent aussi, en ce cas, accepté les pratiques curatives des étrangers, sans chercher les moyens de guérison dans des plantes indigènes dont ils n'auraient pas eu le temps encore de connaître les propriétés dans l'espèce.

On me fera observer peut-être que ce que je viens de dire serait incontestable si Sahagun avait écrit sous l'inspiration des premiers jours qui suivirent son arrivée dans le pays. Mais il n'en a pas été ainsi. L'estimable Franciscain composa son livre en langue aztèque, ce qui suppose un séjour d'au moins vingt années et nous conduit à trente ans après la conquête. Ce laps de temps aurait été bien suffisant pour que les Indiens se fussent familiarisés avec les habitudes des conquérants et pour qu'ils envisageassent comme inhérentes à leur propre nature les maladies que le vainqueur leur aurait apportées.

Je réponds que ces observations sont des plus raisonnables; mais ce qui le serait beaucoup moins ce serait d'attribuer aux Aztèques d'alors le soin particulier d'inventer des appellations nouvelles et d'approprier aux souffrances importées toute une longue série de remèdes en rapport avec les diverses manifestations du mal. Les pauvres Indiens, soumis dès le début des triomphes espagnols à la plus abjecte servitude, perdirent bien vite toute initiative et virent l'apathie la plus inerte succéder à l'activité et à l'éducation virile d'autrefois. Courbés sous le joug dont ils étaient accablés, ils n'avaient aucun désir de lutter contre ce qui tendait à les détruire, et quand la maladie venait à les atteindre, ils ne savaient que courber la tête et se laisser mourir. Voyez ce que Sahagun lui-même nous a dit[1] lorsque, parvenu à une grande vieillesse, il traduisait son manuscrit aztèque en espagnol, en y ajoutant quelques chapitres d'impressions nouvelles. Pendant les terribles épidémies de 1545 et 1576, dont il fut le témoin, les Indiens restaient inertes en présence du mal, attendant tout soutien des Européens qui les avaient dominés et dont le nombre était encore trop peu considérable, en même temps que leur esprit de charité envers la race était trop peu prononcé pour qu'il en pût résulter un secours réellement efficace. Ce fut donc bien certainement à cet abattement moral des Indiens et à ce grand abandon d'eux-mêmes par eux-mêmes que durent

---

1. *Loc. cit.*, liv. XI, chap. XII, § 7. Cette œuvre se trouve aussi dans la collection célèbre de lord Kingsborough.

s'attribuer en grande partie les ravages effrayants de ces époques calamiteuses.

Lorsque donc on nous parle d'habitudes de prévoyante initiative et de soins mesurés provenant d'inspirations personnelles des Indiens, ce n'est pas dans les années troublées qui suivirent de plus ou moins près la conquête, qu'il faut en aller constater l'existence. Ce que Sahagun nous dit des remèdes employés par eux contre les *bubas*, en reconnaissant à celles-ci tous les caractères symptomatiques que nous avons reproduits, c'est à l'époque de l'indépendance du pays qu'il le faut rapporter et nullement au temps postérieur à la chute de Mexico.

Quelles raisons pourrions-nous avoir d'ailleurs pour nous refuser à croire que ces phénomènes franchement syphilitiques, désignés en dernier lieu par Sahagun, ne sont autre chose que les éléments de l'*et cætera* sur lequel nous avons précédemment attiré l'attention et qui termine l'énumération des souffrances à propos desquelles, bien avant l'arrivée des Espagnols, l'on adressait des prières aux dieux pour être délivré de cette cruelle affection? Il est, en effet, difficile d'admettre que les Aztèques eussent pris l'habitude de pratiques religieuses avec promesses et vœux faits devant les autels de leurs divinités, pour une maladie peu rebelle et qui n'eût point affecté des caractères d'une gravité et d'une durée exceptionnelles.

Nul obstacle ne pourrait donc plus arrêter nos convictions, n'était le doute au sujet du degré de confiance que mérite l'auteur sur lequel nous venons de nous appuyer. Or, là encore, notre adhésion sans limites se trouve commandée par le soin, la circonspection, la conscience qui ont présidé à la composition de l'œuvre du Père Sahagun. Il nous dit, en effet, lui-même[1] que tout fut écrit sous l'inspiration de conférences variées avec des lettrés indiens instruits dans la langue espagnole, avec des vieillards indigènes qui avaient

1. *Loc. cit.*, préface de l'auteur.

eux-mêmes pratiqué ce qu'il s'agissait de décrire, avec des hommes enfin qui, s'étant déjà mis au courant de ce qui concernait la civilisation européenne, n'avaient rien oublié des coutumes et des mœurs mexicaines, auxquelles ils étaient, pour la plupart peut-être, attachés encore par des sympathies secrètes.

Les nombreuses considérations qui précèdent me paraissent légitimer les conclusions suivantes :

1° Il y avait, d'après Bernal Diaz, un certain nombre de syphilitiques parmi les compagnons d'armes de Fernand Cortès.

2° Bien que leur mal eût pu prendre sa source en Europe même, et surtout à Cuba, avant leur départ pour le Mexique, il y a des raisons de croire que plusieurs d'entre eux étaient bien portants avant d'entreprendre la campagne.

3º Pendant plus de deux ans et demi, ils ne furent point dans la possibilité de se contaminer par un commerce impur avec des femmes d'Europe.

4º Il paraît fort probable que quelques-uns prirent au Mexique même le germe de leur maladie.

5º On le peut d'autant mieux croire que les écrits du Père franciscain Sahagun parlent, comme de choses certaines, de la syphilis des Aztèques et des remèdes dont ils faisaient usage contre elle, avant l'arrivée des Espagnols.

6º Il en résulterait que cette maladie existait réellement en Amérique avant la découverte de ce pays et que, si Christophe Colomb ne l'apporta pas en Europe, il eût du moins pu l'y apporter lorsqu'il revint de son premier voyage.

Typographie Lahure, rue de Fleurus, 9, à Paris.